AF462380

PUBLICATIONS DU *PROGRÈS MÉDICAL*

# CONSIDÉRATIONS
## ANATOMIQUES ET PHYSIOLOGIQUES
SUR
# LA TROMPE D'EUSTACHE

PAR

**Le Dr C. MIOT**
PROFESSEUR LIBRE D'OTOLOGIE
ET
**Le Dr J. BARATOUX**

Avec 9 figures intercalées dans le texte.

PARIS

AUX BUREAUX DU
PROGRÈS MÉDICAL
6, rue des Écoles, 6.

A. DELAHAYE & E. LECROSNIER
ÉDITEURS
Place de l'École de Médecine.

1881

# CONSIDÉRATIONS

## ANATOMIQUES ET PHYSIOLOGIQUES

SUR

# LA TROMPE D'EUSTACHE

PUBLICATIONS DU *PROGRÈS MÉDICAL*

# CONSIDÉRATIONS

ANATOMIQUES ET PHYSIOLOGIQUES

SUR

# LA TROMPE D'EUSTACHE

PAR

**Le Dr C. MIOT**

PROFESSEUR LIBRE D'OTOLOGIE

ET

**Le Dr J. BARATOUX**

Avec 9 figures intercalées dans le texte.

PARIS

AUX BUREAUX DU
PROGRÈS MÉDICAL
6, rue des Écoles, 6.

A. DELAHAYE & E. LECROSNIER
ÉDITEURS
Place de l'École de Médecine.

1881

# CONSIDÉRATIONS

## ANATOMIQUES ET PHYSIOLOGIQUES

# SUR LA TROMPE D'EUSTACHE

La trompe d'Eustache ou conduit guttural de l'oreille (Chaussier) est ostéo-fibro-cartilagineuse. Elle existe chez tous les animaux qui ont une caisse du tympan, et fait communiquer cette cavité avec l'air extérieur.

Depuis qu'elle a été découverte par Eustache, on a beaucoup étudié sa structure et ses fonctions. Mais, malgré les travaux consciencieux qui ont été faits, ces points ne sont pas encore éclaircis.

Nous avons lu ces divers travaux, nous avons fait avec le plus grand soin un certain nombre de dissections, plusieurs expériences sur une femme qui a une division congénitale de la voûte palatine, ainsi que sur des chiens. C'est le résultat de nos recherches que nous publions aujourd'hui.

Nous nous occuperons de la structure de la trompe, puis des muscles qui ont une action sur elle, enfin de différentes expériences qui nous permettent de croire que la trompe d'Eustache est fermée à l'état de repos.

Ce tube est formé de deux portions bien distinctes : l'une osseuse, l'autre fibro-cartilagineuse, dont nous nous occuperons exclusivement.

On admet avec raison que cette dernière comprend

deux parties : l'une fibro-cartilagineuse, l'autre fibreuse. Les uns croient avec du Verney (1), Itard (2), de Troëlsch (3), Cruveilhier (4), Sappey (5), Toynbee (6), que le fibro-cartilage est d'une seule pièce; les autres pensent comme Rebsomen (7), Urbantschitscht (8), Moos (9), Tillaux (10), Roosa (11), qu'il est formé de plusieurs pièces.

Parmi ces derniers auteurs, Rebsomen, Urbantschitscht, Moos et Roosa, admettent qu'il y a deux cartilages : un médian et un latéral, le premier plus large que le second, et disent qu'ils présentent, le premier principalement, des incisures fréquentes qu'on peut considérer comme normales.

M. Tillaux croit aussi qu'il y a ordinairement 2 cartilages, parfois 4. Il donne deux coupes de la trompe perpendiculaires à son grand axe, qui font voir les rapports respectifs de ces pièces dans un point seulement, mais n'en indiquent ni la disposition générale, ni la forme, ni les dimensions.

D'après cette esquisse historique, on voit que personne n'a donné, jusqu'à présent, une description exacte et complète de la partie cartilagineuse de la trompe.

Le fibro-cartilage est formé de 4 ou 6 pièces cartilagineuses qui sont disposées comme les tuiles d'un toit, avec cette différence que chaque cartilage est peu recouvert

---

(1) *Tractatus de organo auditus*. Nuremberg, 1684.

(2) *Trait. des mal. de l'or.*, t. 1, p. 57. Paris, 1827.

(3) *Tr. des mal. de l'or.*, p. 186. Trad. franç. Paris, 1870.

(4) *Tr. d'anat. desc.*, 4e éd., par J. Cruveilhier et Marc Sée, t. II. p. 684. Paris, 1860.

(5) *Tr. d'anat. descr.*, t. II, p. 818. Paris, 1872.

(6) *Tr. des mal. de l'or.*, p. 195.

(7) *Zur mechanismus der tuba Eustachi*, mon. f. oh. 1866, nº 3

(8) *Anat. Rem. uber die gestalt undlag der ostum pharyngeum der tuba Eustach.* in *Arch. der ohr.* 1870, p. 1.

(9) *Beitrage sur normalen und path. anat. der Eust. in Rohre.* Wiesbaden, 1874.

(10) *Anatomie topographique*, 1er fascicule, p. 142. Paris, 1875.

(11) *A practical treatise on the diseases of the ear.*, p. 208. New-York, 1876.

par celui qui est au-dessus de lui. Cette disposition des cartilages peut du reste être représentée par la figure schématique (*fig.* 1), faite d'après une coupe verticale de la trompe perpendiculaire à son axe longitudinal, au niveau des parties postérieures de ce tube.

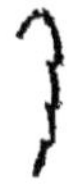

*Fig.* 1.

Le bord supérieur de chaque cartilage est taillé aux dépens de la face externe, et le bord inférieur aux dépens de la face interne. Les bords de ces cartilages présentent des incisures comblées par du tissu élastique et sont réunis entre eux au moyen d'un tissu fibreux résistant, assez lâche ou très dense.

Les incisures plus ou moins profondes de leurs bords et la présence du tissu fibreux rendent fort difficile la dissection de ces fibro-cartilages, et peuvent faire croire à l'existence de plusieurs pièces là où il n'y en a qu'une.

Ces cartilages ont chacun une face externe ou mieux extérieure et une face interne ou mieux intérieure. La première est recouverte par le périchondre qui est épais, surtout au niveau du bord postéro-interne de la portion cartilagineuse ; la deuxième, par la muqueuse de la trompe.

Le cartilage A, B, (*fig.* 2,) est formé de deux parties A

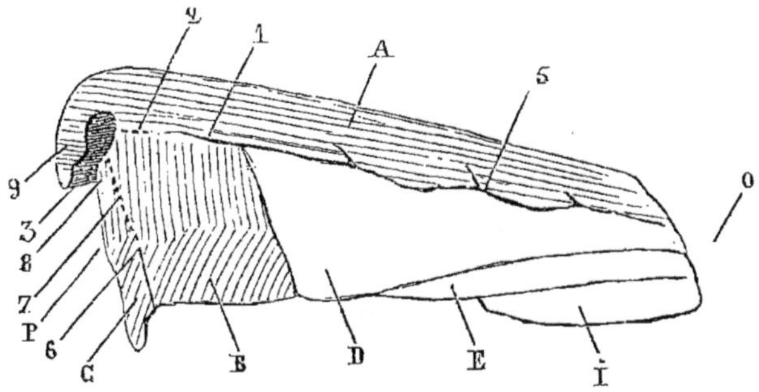


*Fig.* 2. — Face externe de la paroi postérieure de la portion cartilagineuse de la trompe d'Eustache. (Deux fois grandeur nature).

et B, qui sont réunies en, 1, par du tissu fibreux et se confondent dans le reste de leur étendue. Nous avons constaté dans d'autres cas que l'incisure, 1, se prolongeait jusqu'à l'orifice pharyngien suivant la ligne ponctuée, 2, et que les deux parties A et B formaient deux cartilages distincts réunis par du tissu fibreux assez lâche en, 1, beaucoup plus serré en, 2, et plus difficile à diviser sans léser le cartilage.

La partie A va de l'orifice pharyngien P à la portion osseuse O; elle est allongée en forme de gouttière et présente une face externe, un bord postéro-interne et deux extrémités : l'une interne ou pharyngienne, l'autre externe ou osseuse.

La face externe est convexe et recouverte par le périchondre. — La face interne est concave, en forme de gouttière.

Le bord antéro-externe est aussi celui de la portion cartilagineuse; il est épais, arrondi, un peu recourbé en forme de crochet, et donne insertion par ses deux lèvres à la paroi fibreuse renforcée par les fibres aponévrotiques du muscle péristaphylin externe.

Le bord postérieur, 5, présente des incisures dont quelques-unes sont très profondes.

L'extrémité interne concourt à former l'orifice pharyngien de la trompe. L'extrémité externe est fixée à la portion osseuse de la trompe d'Eustache.

Le cartilage B, nous l'avons dit, fait partie du cartilage A, ou en est distinct. Il est quadrangulaire et forme une grande partie de la paroi postérieure correspondante de la trompe. Il est parfois constitué par une seule masse cartilagineuse ayant en, 6, une incisure profonde comblée par du tissu fibreux. Alors, il présente une face interne recouverte par la muqueuse, et une face externe recouverte par le périchondre.

Dans d'autres cas, les deux cartilages B et C (*fig.* 2 et 3), sont bien distincts et réunis par du tissu fibreux fort dense dans toute leur étendue, 7 (*fig.* 2). Ces deux cartilages, l'un doublant l'autre, forment presque toute la paroi postéro-interne de la trompe en ces points.

On voit une saillie, 8 (*fig.* 2 et 3), à la face interne du cartilage B, s'il n'y a qu'un cartilage, ou du cartilage C, s'il y en a deux. Cette saillie est située en face et immédiatement au-dessous de la saillie 9 (*fig.* 2) ; de telle sorte qu'elles s'emboîtent exactement par un de leurs côtés et sont destinées à rendre plus complète l'occlusion de l'orifice pharyngien de la trompe.

Au-dessous du cartilage, A, en est un autre, D, (*fig.* 2 et 3), qui va du cartilage B, à la portion osseuse O, a une forme allongée, quadrilatère, et présente deux

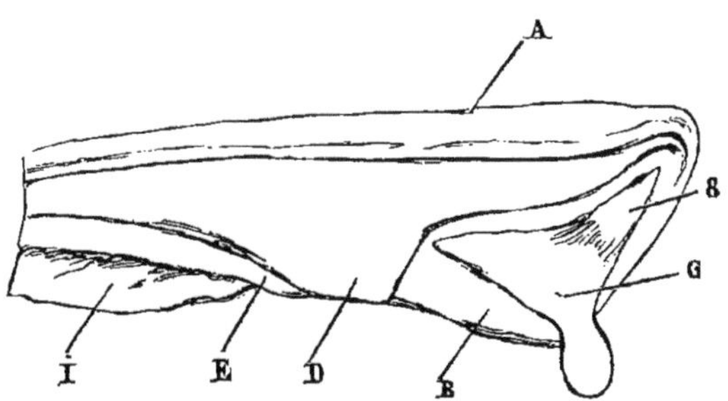


*Fig.* 3. — Face interne de la portion cartilagineuse de la trompe d'Eustache. (Deux fois grandeur nature.)

faces, deux bords et deux extrémités. La face externe est un peu convexe et est recouverte par le périchondre. La face interne, un peu concave, est recouverte en partie par la muqueuse, en partie par le cartilage E. Le bord supérieur est uni au bord correspondant du cartilage, A, par un tissu fibreux très dense, qui rend la dissection fort difficile. Le bord inférieur, dans ses parties antérieures, forme le bord postéro-interne de la portion cartilagineuse; le reste est taillé en biseau et est uni au bord supérieur du cartilage E, au moyen d'un tissu fibreux assez dense. L'extrémité antérieure, la plus large des deux, est unie au cartilage, B, et l'extrémité postérieure à la portion osseuse.

Le cartilage, E, est allongé, triangulaire. Son sommet correspond au bord inférieur du cartilage, D, et sa base à la portion osseuse à laquelle il est inséré.

Le cartilage, I, le plus inférieur de tous, est triangulaire, beaucoup plus épais que les deux précédents. Son bord inférieur, épais, arrondi, constitue une partie du bord postéro-interne de la portion cartilagineuse.

La paroi fibreuse est formée par du tissu fibreux et élastique renforcé par l'aponévrose salpingo-pharyngée et par les muscles péristaphylins.

Après nous être assurés de la disposition des cartilages, nous avons examiné avec le microscope des coupes préalablement durcies par la gomme picrique, l'alcool et colorées par le picro-carminate. Les trompes que nous avons vues ne présentaient pas toutes la même disposition ; mais, néanmoins, nous avons pu retrouver un type normal que nous allons décrire.

Nous décrirons plusieurs coupes perpendiculaires à l'axe longitudinal de la trompe, de manière à nous rendre compte de la disposition des divers cartilages qui constituent le canal aérien. La première (*fig.* 4), a été faite près de l'orifice pharyngien.

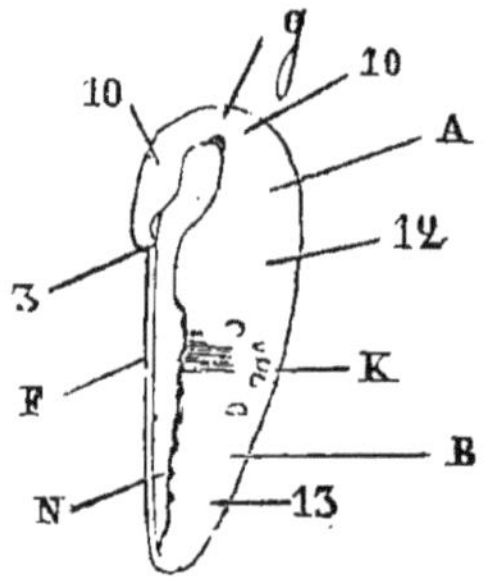

*Fig.* 4. — Coupe de la trompe à l'orifice pharyngien. (Double grandeur nature.)

Le cartilage, A, B (*fig.* 30), a une structure qui n'est pas la même suivant les points où on l'examine. Toute la partie recourbée, 10, est constituée par des cellules cartilagineuses à un seul noyau qui sont très petites et serrées les unes contre les autres ; c'est la structure du cartilage hyalin.

La partie moyenne, 12, qui s'étend jusqu'en K, est formée d'une couche épaisse de cellules près du périchondre, plus grande encore près de la muqueuse.

Quelques cellules sont réunies de manière à former de petits îlots d'où partent quelques traînées de cellules.

Entre chaque îlot, il y a au milieu du tissu élastique un nombre considérable de cellules à un seul noyau généralement.

En K, le cartilage présente une dépression d'où part un

faisceau de tissu élastique qui se laisse assez facilement déchirer et sépare presque complètement la partie, 12, de la partie, 13. Celle-ci présente de grosses cellules cartilagineuses formant une couche assez épaisse du côté du périchondre. Ce qui caractérise cette partie, ce sont les groupes de grosses cellules, 8 à 15, d'où partent des lignes de cellules qui rejoignent les prolongements des autres îlots. Ces ramifications forment donc une sorte de tissu aréolaire constitué par des cellules cartilagineuses qui circonscrivent des espaces dans lesquels on trouve quelques cellules isolées, 4 à 7, au milieu d'un tissu élastique abondant. Beaucoup de cellules qui forment ces îlots sont pourvues de deux noyaux ; cependant, celles qui sont dans le voisinage du périchondre, sont deux fois plus petites et n'ont qu'un seul noyau.

Le périchondre a une épaisseur assez considérable, très grande surtout à la partie inférieure du cartilage, et donne attache à un grand nombre de fibres tendineuses provenant du muscle. La paroi fibreuse, F, s'insère au crochet, 3, et en dedans de lui. Elle est formée de faisceaux de fibres conjonctives. Ces faisceaux sont épais au niveau du bord antéro-externe de la portion cartilagineuse et sont plus lâches dans la partie inférieure qui s'insère au bord postéro-interne de la même portion. On y voit de nombreuse cellules adipeuses disposées au milieu de fibres conjonctives lâches. Nous n'y avons jamais trouvé ni cartilage, ni noyaux cartilagineux. La muqueuse repose sur un tissu cellulaire lâche et présente une série de plis longitudinaux qui apparaissent comme des papilles sur nos coupes ; ses replis sont plus nombreux, plus accentués au niveau de la partie recourbée, 10, où elle adhère fortement au cartilage.

Sa partie profonde renferme un grand nombre de fibres élastiques. On y trouve de nombreuses glandes, plus abondantes au niveau de la portion cartilagineuse qu'au niveau de la portion fibreuse. Dans la partie, 10, on ne trouve qu'en G, une glande en grappe assez volumineuse. Dans l'étendue N, il existe un certain nombre de glandes volumineuses qui dépriment le cartilage de manière à y former des culs-de-sac dans lesquels elles se logent. Ces glandes renferment de grosses cellules polyédriques ; l'épithélium des conduits excréteurs est cubique, à petites cellules. La muqueuse est revêtue d'un épithélium à cils vibratiles.

A 7 m/m environ de la première coupe, on constate que le cartilage C, (*fig.* 3), s'écarte du cartilage B, dont il est séparé par un intervalle assez considérable comblé par du tissu cellulaire lâche, et que le bord inférieur du cartilage B descend plus bas que celui du cartilage C. Celui-ci a la structure du cartilage hyalin. A 5 m/m en dehors de la deuxième coupe, on ne voit plus que deux cartilages, le cartilage A, et le cartilage B, (*fig.* 2), qui sont séparés par une couche très épaisse de tissu adipeux. Près de la portion osseuse, le cartilage A est taillé en biseau plus qu'ailleurs, aux dépens de sa face interne. Là, les cartilages sont au nombre de 4; ils sont imbriqués et le tissu qui les maintient unis est lâche entre les cartilages E et I, (*fig.* 2 et 3), tandis qu'il est plus ou moins dense entre les autres cartilages. Plus on s'éloigne de l'orifice pharyngien de la trompe d'Eustache, plus le cartilage A augmente d'épaisseur, surtout au niveau de la partie recourbée, et plus la paroi cartilagineuse diminue de largeur ; de telle sorte que, près de la portion osseuse, elle est bien moins étendue que la paroi fibreuse. Celle-ci renferme beaucoup de glandes qui remontent le long du bord postéro-interne de la portion cartilagineuse ; elles y forment deux couches : une superficielle sous-muqueuse où les glandes sont petites et nombreuses, une profonde près du cartilage où les glandes sont plus volumineuses et en nombre moins grand. Les cartilages D, E, I, sont hyalins.

Les artères de la trompe proviennent en grande partie de la pharyngienne ascendante, branche de la carotide externe, et de l'artère vidienne, branche de la maxillaire interne. Les veines suivent le même trajet que les artères.

Le réseau lymphatique est très développé dans toute la portion cartilagineuse de la trompe ; à la périphérie de l'orifice pharyngien, il se continue avec celui du pharynx, du voile du palais et des amygdales.

Les nerfs destinés à donner la sensibilité à la muqueuse proviennent du plexus pharyngien et du rameau de Jacobson. Il y a des cellules ganglionnaires sur leur trajet.

*Des péristaphylins internes.* Synonimie : Pétro-salpíngo-staphylins. Elévateurs du voile du palais. — Chacun de ces muscles A (*fig.* 5), est rubané, aplati de dehors en dedans, d'avant en arrière, et présente une face antéro-externe, une face postéro-interne, 1, qui devient supérieure au niveau du voile du palais, un bord antéro-externe, 2, un bord postéro-interne, 3, et deux extrémités : une supérieure, S, une inférieure, I. Ce muscle est situé à la partie externe puis inférieure de la trompe, T, et est maintenu dans le même plan qu'elle au moyen d'une lame aponévrotique. Il la côtoie dans toute sa longueur, et, au niveau de l'orifice pharyngien, son bord antérieur, 2, est situé en avant et en dehors du bord postéro-interne, 4, de la portion cartilagineuse de la trompe, de telle sorte que le muscle, en ces points, croise la trompe en diagonale, en passant au-dessous d'elle. Cette disposition explique pourquoi la portion cartilagineuse est

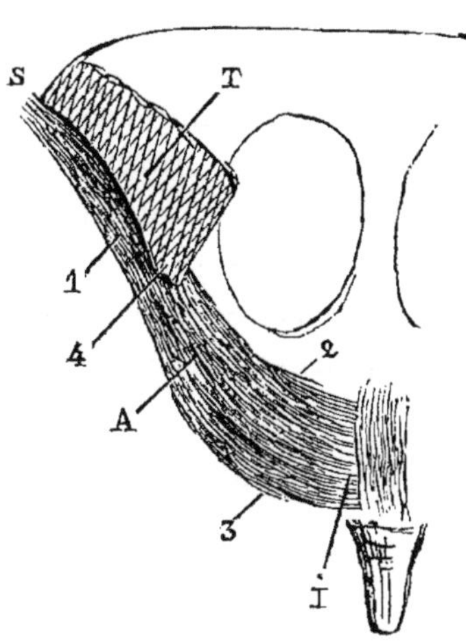

*Fig.* 5.

soulevée lorsque ce muscle se contracte. L'extrémité supérieure, S (*fig.* 6), décrit une courbe, irrégulière, à convexité supérieure. Les fibres les plus postérieures, 1, s'insèrent à la face inférieure du rocher, à une petite partie du sphénoïde près de l'épine. Les fibres moyennes, 2, sont fixées à la partie postérieure du bord postéro-inférieur de la portion cartilagineuse de la trompe. Les fibres antérieures, 3, s'insèrent à la partie externe de la face postérieure de l'aponévrose salpingo-pharyngée, en croisant en diagonale la paroi fibreuse de la trompe. Cette aponévrose, K, existe dans toute la longueur de la paroi fibreuse, puis se dirige en bas et en arrière, du côté de la paroi postéro-latérale du pharynx. L'insertion du muscle ne se fait pas à toute la longueur de la trompe, mais à une partie seulement. Sur les préparations anatomiques que nous avons faites, nous avons remarqué que l'extrémité supérieure du bord antérieur, 3, du muscle était située à 12 $^{m}/^{m}$ du méat pharyngien, O, de la trompe d'Eustache et que les fibres les plus antérieures décrivaient une courbe à concavité antérieure, 3. Il en résulte que ce muscle ne peut exercer qu'une action indirecte sur les 12 $^{m}/^{m}$ D, B.

L'extrémité inférieure, I (*fig.* 5), de ce muscle n'offre rien de particulier à noter. Nous avions d'abord pensé qu'elle se continuait avec celle du côté opposé par les fibres aponévrotiques. Mais l'examen histologique nous a démontré que les deux péristaphylins s'insèrent à cette aponévrose, qui continue l'aponévrose palatine, est blanche nacrée, très résistante, et constitue pour ainsi dire le squelette du voile du palais.

Bien que les deux péristaphylins internes ne soient pas un seul muscle, on peut les considérer, au point de vue de leur action, comme un muscle digastrique agissant sur le voile du palais et sur les trompes. La première fonction n'est pas douteuse, et il est admis sans conteste que ce muscle soulève le voile du palais. La seconde est fort discutée.

Les uns, avec le Dr Roosa (1), croient que ce muscle, en se contractant, raccourcit le long diamètre du tube et élargit le diamètre transversal. D'autres, comme le Dr de Trœltsch, pensent qu'il rétrécit l'orifice pharyngien.

Enfin le Dr E. Fournié (2) explique l'action de ce muscle de la manière suivante : la partie moyenne de la trompe étant située entre une paroi supérieure, la base

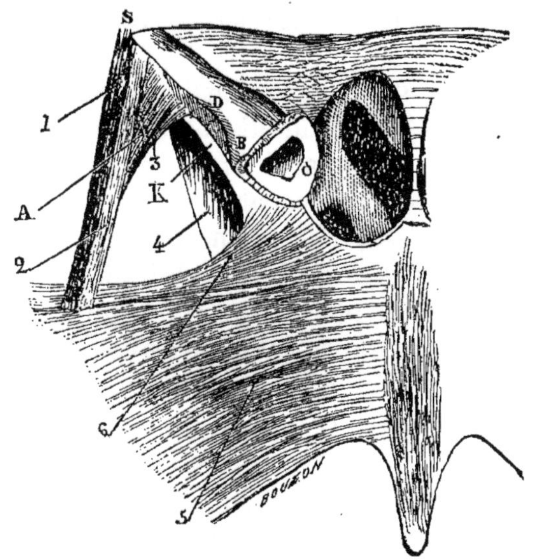


*Fig.* 6. — Coupe du pharynx. Le muscle péristaphylin interne, A, est tiré en dehors.

du crâne, et une partie inférieure, le péristaphylin interne, elle est comprimée comme un tube en caoutchouc entre le pouce et l'index, lorsque ce muscle se contracte.

Pour nous, le péristaphylin a une action multiple. En regardant la *fig.* 6, on voit que chacun des deux corps de muscles a trois ordres de fibres qui forment trois faisceaux 1, 2, 3, ayant chacun une même insertion in-

(1) *Pratical treatise on the diseases of the ear.* Third édition 1876, p. 215. New-York. William Wood et Company.

(2) *Gaz. des Hôp.*, 13 mars 1880.

férieure mobile, le voile du palais, et une insertion supérieure distincte.

Par son faisceau, 1, il n'agit que sur le voile du palais ; par son faisceau, 2, il exerce une faible action sur la partie postérieure peu mobile de la portion cartilagineuse de la trompe ; par son faisceau, 3, il agit assez vivement sur la paroi fibreuse de ce tube. La courbe à concavité antérieure que ces fibres décrivent en, D, a fait penser au Dr Roosa qu'elles avaient pour action de dilater la trompe et d'en raccourcir l'axe longitudinal. Il est certain que ces fibres sont disposées ainsi de manière à tendre les parties de la paroi fibreuse situées en avant d'elles. Mais il n'est pas probable qu'elles la racourcissent, puisqu'elles sont très peu nombreuses et qu'elles ont pour antagonistes les fibres salpingiennes du constricteur supérieur du pharynx, qui ont une action bien plus énergique. L'action simultanée de ces deux espèces de fibres a donc pour effet de tendre la paroi fibreuse de la trompe et de l'écarter un peu de la paroi cartilagineuse.

Le D. Fournié considère ce muscle comme constricteur, ainsi que nous l'avons dit précédemment. Les trompes d'Eustache sont bien situées entre un plan résistant, la base du crâne, 1, (*fig.* 7), et un plan mobile, le péristaphylin, comme le dit le Dr Fournié, donc ils doivent élever le voile du palais et comprimer les trompes, 2, en se contractant. L'explication serait vraie, si le voile du palais, 3, s'élevait assez haut, comme par exemple jusqu'à la ligne ponctuée, 4, pour que le péristaphylin comprime les trompes, mais il est arrêté dans

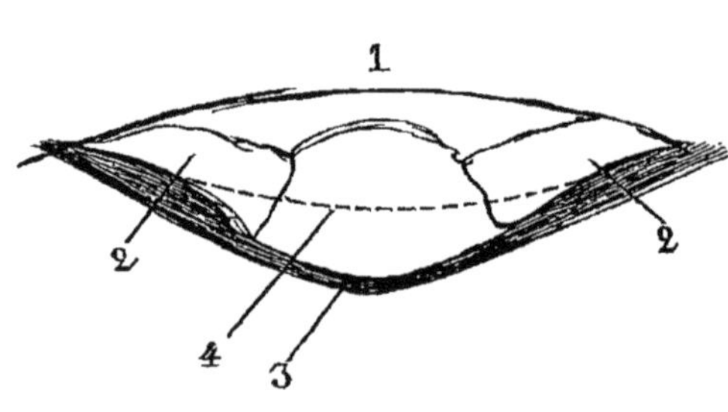

*Fig.* 7. — Rapports des muscles péristaphylins internes et des trompes.

sa course par la paroi postérieure du pharynx contre laquelle il s'arc-boute.

Ce muscle soulève donc seulement les trompes sans les comprimer; à ce moment, celles-ci exécutent un léger mouvement de bascule autour de leur axe longitudinal, pendant lequel leur face postéro-interne est un peu dirigée en haut.

Le méat pharyngien de la trompe se fermerait au moment du soulèvement de la trompe, si les fibres antérieures du péristaphylin interne et le faisceau salpingien du constricteur supérieur ne tendaient pas la paroi fibreuse de ce tube.

En résumé : le péristaphylin interne agit par toutes ses fibres sur le voile du palais, par une partie de ses fibres sur la paroi fibreuse des trompes qu'il tend et écarte un peu de la portion cartilagineuse; de plus, il soulève un peu la trompe et lui fait exécuter un léger mouvement de rotation pendant lequel la face postérieure de ce tube end à devenir supérieure.

*Des péristaphylins externes.* Synonimie : ptérygo-staphylins, spléno-salpingo-staphylins, tenseurs du voile du palais, circonflexes palatins. — Chaque muscle s'insère en haut à l'épine du sphénoïde, un peu plus en avant à l'angle dièdre formé par les deux ailes de l'apophyse ptérygoïde, à la lèvre postérieure du bord antéro-externe de la portion cartilagineuse de la trompe, et à la face antérieure de l'aponévrose salpingo-pharyngée, K.

Les fibres musculaires du péristaphylin externe sont peu adhérentes à cette aponévrose, du côté de l'orifice pharyngien de la trompe, mais elles sont très nombreuses et font corps avec l'aponévrose, à mesure qu'on se rapproche de la portion osseuse.

L'insertion la plus externe ou postérieure de ce muscle est très rapprochée du bord postéro-interne de la portion cartilagineuse de la trompe, tandis que l'insertion la plus antérieure ou interne est très éloignée de ce

[library stamp]

bord. On voit donc que les fibres d'insertion à la trompe croisent en diagonale sa paroi fibreuse.

L'extrémité inférieure de ce muscle, au niveau de la partie interne du crochet ptérigoïdien, s'élargit sous forme de lamelle aponévrotique qui se confond en avant avec celle de la paroi latérale de la région naso-pharyngienne et en arrière avec celle du voile du palais. Cette lamelle présente des ouvertures comblées par des lobules de l'amygdale.

D'après ce qui précède, on doit considérer les insertions supérieures de ce muscle comme formées de deux parties distinctes : un faisceau interne qui s'insère à une partie fixe, l'apophyse ptérygoïde, un faisceau externe qui s'insère à une partie mobile, la paroi fibreuse de la trompe, et forme avec son axe longitudinal un angle qui est plus grand que celui que forme le péristaphylin interne avec ce conduit; son action doit donc être beaucoup plus énergique que celle du péristaphylin interne; c'est en effet ce qui a lieu.

Ces muscles ayant un point d'appui sur les crochets ptérygoïdiens ont deux actions : une sur le voile du palais qu'ils tendent et qui est admise; une autre sur la trompe; celle-ci a donné lieu à de grandes divergences d'opinions.

Valsava, et, après lui, la plupart des auteurs ont reconnu que ces muscles dilatent la trompe; d'autres, comme M. E. Fournié, ont constaté, au contraire, qu'ils la distendent, en faisant basculer le petit cartilage sur le grand, et la ferment.

Nous analyserons d'abord anatomiquement l'action de ces muscles, puis nous donnerons des preuves pour réfuter cette dernière opinon.

Si on tire le muscle, en saisissant sa lame aponévrotique en dedans du crochet ptérygoïdien, on voit la paroi fibreuse de la trompe dans ses deux tiers externes, peut être dans une étendue plus grande, s'éloigner de la paroi cartilagineuse; il est donc dilatateur.

En coupant ce muscle au niveau du crochet ptérygoïdien, en le tirant en dehors et en bas, on voit que la paroi fibreuse de la trompe est fortement éloignée de la paroi cartilagineuse ; elle l'est d'autant plus qu'on tire le muscle plus en dehors.

Le muscle tiré dans cette position artificielle élargit plus la lumière du tube dans les parties désignées que si on exerce une traction sur lui, quand il occupe sa position normale. Il en résulte que si ce muscle, au lieu de former un angle très ouvert avec la trompe, comme dans la position artificielle, en forme un beaucoup moins pro-

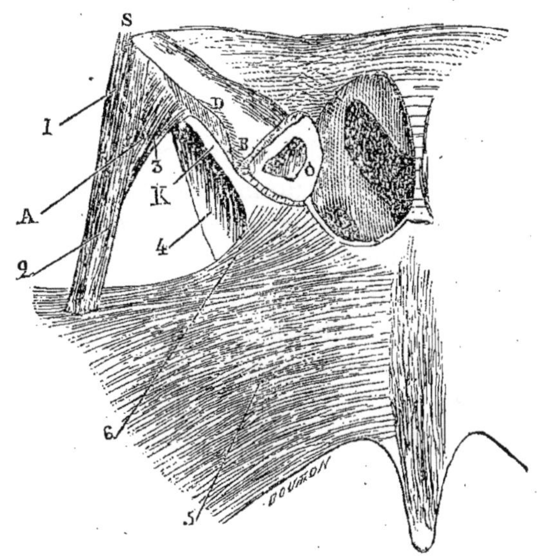


*Fig.* 8. — Coupe du pharynx. Le muscle péristaphylin interne, A, est tiré en dehors.

noncé, comme dans la position normale, c'est pour que la dilatation du canal ne soit pas trop forte, que l'appel d'air dans la trompe ne soit pas trop considérable, car si l'air pénétrait en trop grande quantité dans la caisse, à un moment donné, il exercerait une action fâcheuse sur la muqueuse de cette cavité et par suite sur les fonctions de l'organe.

*Constricteur supérieur du pharynx.* — Ce muscle

(*fig.* 8), s'insère en avant à l'apophyse ptérygoïde, au ligament intra-maxillaire, à la ligne mylo-hyoïdienne et sur les côtés de la base de la langue ; en haut, en dedans à l'apophyse ptérygoïde ; en dehors, à l'aponévrose salpingo-pharyngée. Le faisceau musculaire, 6, appelé salpingo-pharyngien par Albinus, tend cette aponévrose et par suite la paroi fibreuse de la trompe qu'il éloigne de la paroi cartilagineuse.

*Action d'ensemble.*—On sait qu'il est utile de considérer l'action isolée d'un muscle, de tenir grand compte des muscles avec lesquels il est en rapport et des lames aponévrotiques qui les environnent. Car, telle action isolée d'un muscle se trouve affaiblie ou exagérée par un muscle voisin.

En isolant trop les muscles de la trompe, on perd de vue leurs rapports et on leur donne une action qu'ils n'ont pas ou ont à un très faible degré. Ces muscles étant innervés par des rameaux nerveux de source différente, ne se contractent pas toujours tous ensemble avec la même énergie; c'est pourquoi les parois de la portion cartilagineuse ne s'éloignent pas toujours autant l'une de l'autre.

Quand tous les muscles de la trompe se contractent énergiquement, la paroi fibreuse est tendue et s'écarte de la paroi cartilagineuse. En même temps, la portion cartilagineuse est un peu soulevée. Pendant ce mouvement d'élévation de la trompe, la paroi postérieure de ce tube tend à devenir supérieure.

Pour tâcher de nous rendre compte de l'action des muscles de la trompe, nous avons observé une malade dont nous donnons l'observation en quelques mots. Mlle C., âgée de 28 ans, a un bec de lièvre opéré avec succès et une division congénitale de la voûte palatine et du palais qu'elle masque au moyen d'une pièce en caoutchouc durci. Elle distingue à 5 mètres de distance la petite voix moyenne et affirme qu'elle fait rarement répéter les personnes qui travaillent avec elle dans un atelier de brochage où la conversation est presque toujours générale. Elle est sourde de l'oreille gauche depuis l'âge de 13 ans, époque à laquelle celle-ci a commencé à suppurer, mais, l'écoulement a été tari en mars 1880, à la suite d'une extraction de polype et d'un traitement suivi à la clinique du Dr C. Miot. Les parties détruites de la voûte palatine forment une fente triangulaire dont le sommet antérieur est arrondi, et dont la base, au niveau de la base de la luette, a 1 centim. et demi de largeur. Quand la malade ouvre la bouche, chaque moitié de la luette est dirigée un peu en dedans, mais au moment où elle prononce la lettre, A, la pointe de chaque moitié se dirige d'abord en dehors et en avant, puis en haut et en arrière, jusqu'à ce que chaque moitié soit arrivée au contact de la paroi postérieure du pharynx.

On distingue, à droite et à gauche, dans l'arrière cavité des fosses nasales, la fossette de Rosen-Muller limitée en avant par la saillie d'une couleur rougeâtre claire que forme la portion cartilagineuse de l'extrémité interne de la trompe d'Eustache. L'orifice pharyngien a la forme d'un ovale plus large à droite qu'à gauche, dirigé presque verticalement du côté droit, obliquement de haut en bas et d'arrière en avant du côté gauche, quand la bouche est moyennement ouverte. La lèvre antéro-inférieure, qui correspond à la portion fibreuse, se confond avec la paroi latérale du pharynx et a une teinte blanchâtre à peine rosée. Chaque orifice forme un infundibulum qui a environ 4 millimètres de profondeur à droite et 3 à gauche. Au fond de chaque infundibulum, on voit les parois qui se touchent. Pendant la respiration lente ou rapide, l'aspect des orifices ne change pas d'une manière appréciable. Pendant la déglutition, chaque orifice, d'allongé qu'il était, s'arrondit et se plisse un peu à la façon d'un collet de bourse et paraît devenir plus étroit, mais un examen répété plusieurs fois nous a permis de constater qu'il changeait seulement de forme. Les orifices pharyngiens augmentent de profondeur et on ne voit plus les parois se toucher. Pendant la prononciation des lettres A, E, I, les orifices sont beaucoup moins modifiés que pendant la déglutition.

Nous avons électrisé la trompe droite, près de son orifice pharyngien ; il s'est accumulé dans cet orifice et sur les parties voisines une assez grande quantité de mucosités, qui, pendant la déglutition, étaient d'abord aspirées par la trompe et pénétraient dans ce tube, tandis qu'elles en ressortaient et faisaient saillie à l'orifice au moment où se terminait le mouvement de déglutition.

L'expérience suivante prouve encore que les muscles de la trompe sont bien des dilatateurs de ce tube et non des constricteurs.

Le sphygmographe de Marey, légèrement modifié, auquel on ajoute le manomètre de Politzer, permet de constater que, pendant le mouvement de déglutition, il y a deux temps bien distincts : le premier est indiqué par une oscillation négative, et le second par une oscillation positive. Ces oscillations étant enregistrées automatiquement sur le papier, il n'est pas possible de les nier. S'il y a d'abord une oscillation négative, cela veut dire que la concavité du tympan s'exagère et que le vide tend à se faire dans la caisse; c'est que, par conséquent, dans le premier temps de la déglutition, les muscles dilatent la trompe au lieu de la resserrer. L'oscillation positive qui se produit ensuite indique que la concavité du tympan diminue et que l'air est refoulé dans la caisse, c'est-à-dire que les muscles de la trompe cessent de se contracter et que les parois de ce tube reviennent sur elles-mêmes. Pour nous rendre compte de l'action des muscles qui agissent sur la trompe, nous avons fait plusieurs expériences sur des chiens. Immédiatement après avoir tué chaque animal avec le chloroforme, nous avons fait une coupe antéro-postérieure de la tête, au niveau de la ligne médiane, et nous avons enlevé la moitié du maxillaire inférieur correspondant à l'oreille sur laqueile nous voulions faire l'expérience. Nous avons mis suffisamment à nu un des muscles péristaphylins externes et le faisceau salpingo-pharyngien du constricteur supérieur du pharynx, en ayant soin de ne pas changer leurs rapports. Puis, nous les avons soumis à un courant électrique intermittent fourni par une pile au bi-sulfate de mercure de Gaiffe et nous avons constamment obtenu les résultats suivants : au moment où le muscle péristaphylin externe se contracte moyennement, il se forme une cupule, c, (*fig.* 9) en dessous et en arrière de l'angle postérieur du méat nasal de la trompe, et la lèvre inféro-externe, 1, s'écarte de la lèvre postéro-supérieure, 2, surtout dans ses deux tiers postérieurs, en s'arrondissant, c'est-à-dire en formant une concavité indiquée par la ligne ponctuée 3.

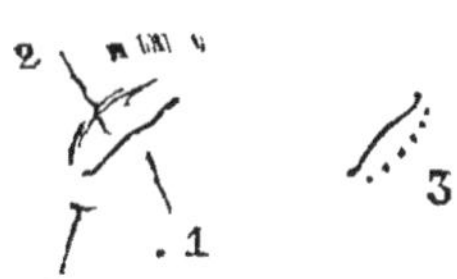

*Fig.* 9. — Méats pharyngiens de la trompe d'Eustache du chien.

En faisant contracter fortement le péristaphylin externe, la lèvre 1 devient plus concave qu'en 3; par conséquent le méat, en ces points, est beaucoup plus entr'ouvert que pendant la contraction moyenne.

Le salpingo-pharyngien tend la lèvre inféro-externe, et, quand on le fait contracter en même temps que le péristaphylin externe, on constate que l'action de ce dernier est moins énergique et que, par conséquent, la lèvre inférieure est moins tirée en dehors et le méat moins ouvert.

Quand le muscle péristaphylin interne existe, il agit sur la partie moyenne de la portion cartilagineuse qu'il dilate sans modifier l'orifice pharyngien d'une manière sensible.

L'action des muscles de la trompe étant connue, il nous reste à indiquer les preuves qui nous permettent de croire que la trompe est fermée à l'état de repos.

1° En entrant dans un appareil à air comprimé, on n'éprouverait aucune sensation dans les oreilles si les trompes étaient ouvertes, puisque, la compression de l'air étant faite lentement, celui-ci pénétrerait dans ce tube avec la plus grande facilité.

Il en est autrement, et tout individu qui pénètre dans une cloche à air comprimé a un sentiment de pression plus ou moins fort dans le fond des conduits auditifs externes, déterminé par la tension de dehors en dedans des membranes du tympan, sentiment qui disparaît seulement au moment où il se produit un craquement dans l'oreille, c'est-à-dire lorsque l'air pénètre dans la caisse et rétablit l'équilibre de pression sur les tympans.

2° Lorsqu'on introduit le plus possible dans la bouche ouverte l'extrémité libre d'un diapason préalablement mis en vibration, les méats auditifs externes étant hermétiquement fermés, on ne perçoit pas les vibrations, ou on les perçoit pendant quelques secondes seulement, au commencement de la vibration et lorsque le son est fort ; le son est cependant produit longtemps après qu'on ne l'entend plus. Comme le son est entendu pendant qu'il est intense, on doit se demander si les ondes sonores ne sont pas transmises à l'oreille par les os du crâne au lieu de l'être par la trompe.

Si la trompe était ouverte, on devrait entendre le son sinon pendant tout le temps que le diapason vibre, au moins pendant un temps assez long. Lorsqu'on n'entend plus le diapason, si on fait un mouvement de déglutition pendant que le diapason vibre encore suffisamment, on entend de nouveau le son. On peut faire aussi la même expérience en introduisant le plus possible et de la même manière le diapason dans un des méats antérieurs du nez, et l'on constate qu'on n'entend pas le son rendu par l'instrument. Mais, si on exécute un mouvement de déglutition, on entend les vibrations. Et, il y a ceci de particulier, qu'au moment de la déglutition les ondes sonores vont en crescendo pendant un temps très court et cessent brusquement avec elle.

En maintenant les muscles de la trompe en contraction, et l'un de nous le fait à volonté plusieurs fois de suite, sans pouvoir prolonger la contraction plus de 5 à 8", le son est entendu pendant tout le temps que les muscles restent contractés. Après plusieurs contractions successives, le sujet éprouve un sentiment de malaise qui à son siège entre l'os hyoïde et le maxillaire inférieur et paraît être produit par la fatigue du constricteur supérieur du pharynx.

3° Lorsque la sonde est introduite dans la trompe et que l'air passe mal ou ne passe pas dans la caisse, si on fait exécuter au malade un mouvement de déglutition, l'air passe facilement et d'une manière continue tant que dure le mouvement.

Les procédés de Valsava, de Toynbee, de Politzer et tous ceux qui leur sont analogues nous aident aussi à prouver que la trompe est fermée à l'état de repos.

En employant le premier procédé, on est toujours obligé de développer un certain effort pour faire pénétrer l'air dans la caisse, tandis qu'il n'en faudrait pas si la trompe était ouverte. Nous avons remarqué bien des fois que, si on emploie le procédé de Valsava sans contracter les muscles de l'arrière-gorge, il faut développer un effort beaucoup plus grand que si on les contracte. Ce qui prouve bien que toutes les fois que les muscles de la trompe n'entrent pas en action, il faut vaincre la résistance qu'opposent les parois accolées de la trompe, résistance qu'on peut évaluer à une pression de 20 à 40 millimètres de mercure (Hartmann) ou de 30 à 40 millimètres (Gellé). Dans tous les autres procédés, ce sont les muscles de l'arrière-gorge qui entrent en jeu ; aussi l'air pénètre-t-il facilement dans la caisse, et la pénétration a lieu non pas à la fin de la déglutition, mais au moment où elle se fait.

4° Si on fait macérer des rochers munis de leur trompe intacte, on ne trouve pas de liquide dans les caisses quand on ouvre ces cavités.

5° Si la trompe était ouverte à l'état de repos, les ondes sonores, comme l'a fait judicieusement remarquer le Dr Lœwenberg, frapperaient simultanément les deux faces du tympan, ce qui annihilerait toute vibration de cette membrane par le fait de l'interférence des mouvements ondulatoires.

D'après ce qui précède, nous croyons avoir démontré que les parois postérieures et antérieures de la trompe d'Eustache sont accolées à l'état de repos, et qu'elles s'éloignent fréquemment l'une de l'autre pour laisser pénétrer l'air dans l'oreille moyenne, toutes les fois qu'il y a contraction des muscles qui agissent sur elles.

# INDEX BIBLIOGRAPHIQUE

SCHALHAMMER. — *Liber unus de auditu*; Leyde, 1684.

VALSALVAE. — *Viri celeberrimi mariae opera. Tractatus de aure humana*. Lugdunum Batavorum, 1735.

HOME (Everard). — *Transact. of the Roy. Society of London*, 1800. Part. II.

WHARTON (Jones T.). — *In the Cyclopedia of anatomy and physiology*. London, 1839. Vol. II.

JONES WARTHON. — *Cyclopedia of Surgery*, p. 23, 1841.

ITARD. — *Traité des maladies de l'oreille et de l'audition*, 2 vol., 2e éd, 1842

HYRTL. — *Vergleichende anatomie uber das innere Gehororgan des menshen und der Sangthiere*, p. 51, 1845.

HUBERT VALLEROUX. — *Essai théorique et pratique sur les maladie de l'oreille*. Paris, 1846.

KRAMER. — *Traité des maladies de l'oreille*. Trad. par Ménière, 1848.

TOYNBEE. — *On the muscle Wich open the Eustachian Trumpet*, 1853.

TRIQUET. — *Traité pratique des maladies de l'oreille*, 1857.

TOYNBEE. — *The disease of the Ear; their nature, Diagnosis and treatement* (Reprint). Philadephia, 1860, p. 198.

GRAY (Henry). — *Anatomy descriptive and Surgical. Reprint*. Philadelphia, 1862.

HYRTL. — *Lehrbuch der anat. des menschen Siebenthe auflage*. Wien, 1862.

HENLÉ. — *Traité d'anatomie*, t. II, 3e livraison, 1862, p. 113 à 117.

TRIQUET. — *Leçons cliniques sur les maladie de l'oreille*. 1re partie, 1863.

POLITZER. — *Wiener medizin Wochenschrift*, n° 6, 1863.

TROELTSCH. — *Beitrâge zur anat. und physiol. der tuba Eustachi*. in *Arch. der. oh.*, 1864.

POLITZER (Adam). — *Die Beleuchtungsbilder des Trommelfells in gesunden und kranken Zustande*. Wien, 1865.

RUDINGER. — *Beitrage zur anat. und hist. der tuba Eustachi. Bayeresches Int. Blatt.* 1865.

BOCHDALEK. — *Viesteljahrsschrift fûr praktische Heilkunde*. XXIII. *Jarh. Prag.* 1866, *Bd.* 89.

HENLE (J.). — *Handbuch der Eingeweide-lehre Braunschweig*, 1866.

MAYER (Ludvig). *Studien uber die anat. des Canalis Eustachii*. Munchen, 1866.

TRIQUET. — *Lecons cliniques sur les maladies de l'oreille*, 2e partie, 1866.

GRUBER (Jos.). — *Anatom. physiol. stud. ûber das trommelfell und die Gehorknochelchen*. Wien, 1867.

Rudinger (N.). — *Atlas des menschlichen Gehororganes, herausgegeben von Dr Rudinger. Nach der natur photographirt von J. Albert, I-II.* Lieferung, Munchen, 1867.

Rebsomen. — *Zur mechanismus der Tuba Eustachi. mon. f. oh.* 1868, n° 3.

Voltolini. — *Zur function der Tuba. mon. f. oh.* 1868, n° 3.

Politzer (Adam). — *The membrana tympani* in *Health and Disease. With supplement Translated by.* A. Mathewson, M. D, and H. G. Newton, M. D., New-York, 1869.

Troeltsch. — *Traité pratique des maladies de l'oreille.* Trad. de Kuhn et Lévi, 1870, p. 190.

Béclard. — *Traité de physiologie,* 6e édition, 1870, page 903.

Gruber (Jos.). — *Lehrbuch der ohrenheilkunde.* Wien, 1870.

Kessel (J.). — *Das mittlere ohr. Handbuch der Lehre von den Leweben. S. Stricker IV. Lieferung.* Liepzig, 1870.

Rudinger (N.). — *Beïtrage zur vergleichenden anat. und Histology der ohrtrompete.* Munchen, 1870.

Urbantschitch. — *Anat. Rem. uber die Gestalt und lag der ostum pharyngeum der Tuba Eust.* in *arch. der' oh,* 1870, p. 1.

Miot. — *Traité pratique des maladies de l'oreille,* 1871.

Weber-Liel. — *Uber die Bezichungen der Levator Veli zur Tuba Eus. min. f. oh.* 1871, *n°* 7.

Rudinger (N.). — *In Stricker's manual of histology article the Eustachian tube Translated by J. Orne Green.* New-York, 1872.

Kessel. — *A manual of Histology. By S. Stricker article, onter and middle ear. Translated by J. Orne Green.* New-York, 1872.

Bonnafont. — *Traité des maladies des oreilles,* 2e édition, p. 24.

Zukerkandl. — *Zur anat der Tuba Eust. Mon. f. oh.* 1873, *n°* 12.

Mach (E.) et Kessel (J.). *Die function der Trommel höhle und der Tuba Eustachii. (Sitzb der WienerAkad.* Bd. LXVI. p. 329-343) 1873.

Rumbold. — *The function of the Eustachian tube on its relation to the ressewal and density of the air into the tympanic Cavity (Saint-Louis, South-Western-Book),* 1873.

Sappey. — *Traité d'anatomie,* 2e édition, tome III, p. 821, 1874.

Moos. — *Beitrage zur normalen und path. anat der Eusta* Rohre Wiesbaden, 1874.

Zaufal. — *Die normalen Bewegungen der Rachenmûndung der Eustachi'schen Rôhre;* in *arch. f. ohrenkeik,* 1874, p. 133.

Yule. — *On the mecanism of opening and closing the Estachian tube (Journal of on and phys. n°* XIII, p. 127), 1874.

Urbantschitsch. — *Strickers' Fahrb,* 1875, n° 3, p. 295 (*Ein Beitrag zur Lehre uber der Ban des tubenknorpels bei den menschen.*)

Gerlach. — *Zur morphologie der tuba Eustachii sitzb der Phys. med.* in *soc. zu Erlangen,* 1875, p. 69.

Carl Michel (de Cologne). — *Neue Beobachtungen ueber das Verhalten der Rachenmûnding der tuba und ueber die Thâtigheit der Musculatur des Schlundkopfes.* — Berlin in *Klin Wochens., n°* 41, 42, pages 558 et 575, 1875.

Lucae. — *Zum, mechanismus des Gaumensegels und des tuba*

*Eustachii bei Normalhörenden* in *Arch. of path. an und phys.* t. LXIV, p. 238, 1875.

E. de Tutleben. — *Die tubentonsille des menschers Zeitsch für Anat. und Entwick.* 3 et 4, p. 298, 1876.

Carl Nicoladoni. — *Observations des mouvements de la trompe d'Eustache faite sur le vivant* in *Monatsch. f. Ohrenheik*, n° 8, 1876.

Tillaux. — *Anatomie topographique*, tome I, 1876.

Rudinger. — *Uber die Möglich keit der Werschliessung der tuba Eustachi.* M. f. oh. 1876.

Hartmann. — *Mittcheilung uber die function der tuba Eustachi*; in *Arch. f. Anat. and physiol.*, p. 543-548, 1877.

Gellé. — *De la caisse du tympan et de ses rapports avec la trompe d'Eustache à l'état fœtal.* Bull. *Soc. de chirurgie*, 22 décembre 1877.

Morisset. — *Etude sur la pression intra labyrinthique*, p. 18, 1878.

Mat. Duval. — *Physiologie.* 4e édit., p. 598, 1879.

Fournier. — *Du rôle de la trompe d'Eustache dans la physiologie de l'audition.* in *Gazette des hôpitaux*, n° 30, 31 et 33, 1880.

Patruban. — In *Monatsschrift für ohrenheilkunde Jahrgang*, III, n° 1.

Shrapnell et Henry Jones. — *On the form and structure of the membrana tympani. The London medical Gazette*, vol. X, p. 120. *On the function of the membrana tympani*, ibid., p. 282.

Muller. — *Manuel de physiologie*, t. II, p. 436.

## OUVRAGES DU Dr C. MIOT.

1° Mémoires lus à la Société médicale du Panthéon.

30 mai 1868. Du tympan artificiel.

1er août 1868. De l'inflammation aigue de la caisse du tympan.

2 janvier 1869. Du spéculum pneumatique considéré au point de vue du traitement et du diagnostic des maladies de l'oreille.

2° Des corps étrangers dans l'oreille. Mouvement médical, 1868.

3° Description de quelques instruments nouveaux du Dr C. Miot. Galante, 1869.

4° Des rétrécissements du conduit auditif externe. Gaz. des hôpitaux, 1871.

5° Traité pratique des maladies de l'oreille. Paris, 1871.

6° De la myringodectomie. Progrès médical, 1877. Broch. in-8, 1877 Delahaye.

7° Ténotomie du muscle tensor tympani. Progrès médical, 1878. Broch. in-8, 1878. Delahaye.

8° Pince à miroir. Académie de médecine. Février, 1878.

9° De la rhinorrhagie chez les herpétiques et les buveurs. Abeille Médicale, 1881.

---

## OUVRAGES DU Dr J. BARATOUX.

1° Des affections auriculaires et de leurs rapports avec celles de l'utérus. Coccoz, 1880.

2° Pathogénie des affections de l'oreille éclairée par l'étude expérimentale. Delahaye, 1881.

# TABLE DES MATIERES



BIBLIOTHÈQUE NATIONALE R.F. IMPRIMÉS

PARIS. — IMP. V. GOUPY ET JOURDAN, RUE DE RENNES, 71.

## OUVRAGES DU Dr C. MIOT.

1° Mémoires lus à la Société médicale du Panthéon.

30 mai 1868. Du tympan artificiel.

1er août 1868. De l'inflammation aigue de la caisse du tympan.

2 janvier 1869. Du spéculum pneumatique considéré au point de vue du traitement et du diagnostic des maladies de l'oreille.

2° Des corps étrangers dans l'oreille. Mouvement médical, 1868.

3° Description de quelques instruments nouveaux du Dr C. Miot. Galante, 1869.

4° Des rétrécissements du conduit auditif externe. Gaz. des hôpitaux, 1871.

5° Traité pratique des maladies de l'oreille. Paris, 1871.

6° De la myringodectomie. Progrès médical, 1877. Broch. in-8, 1877. Delahaye.

7° Ténotomie du muscle tensor tympani. Progrès médical, 1878. Broch. in-8, 1878. Delahaye.

8° Pince à miroir. Académie de médecine. Février, 1878.

9° De la rhinorrhagie chez les herpétiques et les buveurs. Abeille Médicale, 1881.

---

## OUVRAGES DU Dr J. BARATOUX.

1° Des affections auriculaires et de leurs rapports avec celles de l'utérus. Coccoz, 1880.

2° Pathogénie des affections de l'oreille éclairée par l'étude expérimentale. Delahaye, 1881.

---

PARIS — IMP. V. GOUPY ET JOURDAN, 71, RUE DE RENNES.

www.ingramcontent.com/pod-product-compliance
Ingram Content Group UK Ltd.
Pitfield, Milton Keynes, MK11 3LW, UK
UKHW021025200726
13857UKWH00004B/1594